DIETA DASH 2021

RICETTE SANE PER ABBASSARE LA PRESSIONE SANGUIGNA

MICHELA ERRANI

Sommario

Mix di pollo e lenticchie

Tempo di preparazione: 10 minuti
Tempo di cottura: 25 minuti
Porzioni: 4

Ingredienti:
- 1 tazza di pomodori in scatola, senza sale aggiunto, tritati
- Pepe nero al gusto
- 1 cucchiaio di pasta chipotle
- 1 libbra di petto di pollo, senza pelle, disossato e tagliato a cubetti
- 2 tazze di lenticchie in scatola, senza sale aggiunto, scolate e sciacquate
- ½ cucchiaio di olio d'oliva
- 1 cipolla gialla, tritata
- 2 cucchiai di coriandolo tritato

Indicazioni:
1. Riscaldare una padella con l'olio a fuoco medio, aggiungere la cipolla e la pasta di chipotle, mescolare e far rosolare per 5 minuti.
2. Aggiungere il pollo, mescolare e rosolare per 5 minuti.
3. Aggiungere il resto degli ingredienti, mescolare, cuocere il tutto per 15 minuti, dividere in ciotole e servire.

Nutrizione: calorie 369, grassi 17,6, fibre 9, carboidrati 44,8, proteine 23,5

Pollo e cavolfiore

Tempo di preparazione: 5 minuti
Tempo di cottura: 25 minuti
Porzioni: 4

Ingredienti:
- 1 libbra di petto di pollo, senza pelle, disossato e tagliato a cubetti
- 2 tazze di cimette di cavolfiore
- 1 cucchiaio di olio d'oliva
- 1 cipolla rossa, tritata
- 1 cucchiaio di aceto balsamico
- ½ tazza di peperone rosso, tritato
- Un pizzico di pepe nero
- 2 spicchi d'aglio, tritati
- ½ tazza di brodo di pollo a basso contenuto di sodio
- 1 tazza di pomodori in scatola, senza sale aggiunto, tritati

Indicazioni:
1. Scaldare una padella con l'olio a fuoco medio-alto, aggiungere la cipolla, l'aglio e la carne e far rosolare per 5 minuti.
2. Aggiungere il resto degli ingredienti, mescolare e cuocere a fuoco medio per 20 minuti.
3. Dividete il tutto in ciotole e servite per pranzo.

Nutrizione: calorie 366, grassi 12, fibre 5,6, carboidrati 44,3, proteine 23,7

Zuppa Di Pomodoro Al Basilico E Carote

Tempo di preparazione: 10 minuti
Tempo di cottura: 20 minuti
Porzioni: 4

Ingredienti:
- 3 spicchi d'aglio, tritati
- 1 cipolla gialla, tritata
- 3 carote, tritate
- 1 cucchiaio di olio d'oliva
- 20 once di pomodori arrostiti, senza sale aggiunto
- 2 tazze di brodo vegetale a basso contenuto di sodio
- 1 cucchiaio di basilico, essiccato
- 1 tazza di crema al cocco
- Un pizzico di pepe nero

Indicazioni:
1. Riscaldare una pentola con l'olio a fuoco medio, aggiungere la cipolla e l'aglio e far rosolare per 5 minuti.
2. Aggiungere il resto degli ingredienti, mescolare, portare a ebollizione, cuocere per 15 minuti, frullare la zuppa con un frullatore ad immersione, dividere in ciotole e servire per il pranzo.

Nutrizione: calorie 244, grassi 17,8, fibre 4,7, carboidrati 18,6, proteine 3,8

Maiale con Patate Dolci

Tempo di preparazione: 10 minuti
Tempo di cottura: 30 minuti
Porzioni: 4

Ingredienti:
- 4 costolette di maiale, disossate
- 1 libbra di patate dolci, sbucciate e tagliate a spicchi
- 1 cucchiaio di olio d'oliva
- 1 tazza di brodo vegetale, a basso contenuto di sodio
- Un pizzico di pepe nero
- 1 cucchiaino di origano essiccato
- 1 cucchiaino di rosmarino essiccato
- 1 cucchiaino di basilico, essiccato

Indicazioni:
1. Scaldare una padella con l'olio a fuoco medio-alto, aggiungere le costolette di maiale e cuocerle per 4 minuti per lato.
2. Aggiungere le patate dolci e il resto degli ingredienti, mettere il coperchio e cuocere a fuoco medio per altri 20 minuti mescolando di tanto in tanto.
3. Dividete tutto tra i piatti e servite.

Nutrizione: calorie 424, grassi 23,7, fibre 5.1, carboidrati 32,3, proteine 19,9

Zuppa di trote e carote

Tempo di preparazione: 10 minuti
Tempo di cottura: 25 minuti
Porzioni: 4

Ingredienti:

- 1 cipolla gialla, tritata
- 12 tazze di brodo di pesce a basso contenuto di sodio
- 1 libbra di carote, affettate
- Filetti di trota da 1 libbra, disossati, senza pelle e tagliati a cubetti
- 1 cucchiaio di paprika dolce
- 1 tazza di pomodori, tagliati a cubetti
- 1 cucchiaio di olio d'oliva
- Pepe nero al gusto

Indicazioni:

1. Riscaldare una pentola con l'olio a fuoco medio-alto, aggiungere la cipolla, mescolare e far rosolare per 5 minuti.
2. Aggiungere il pesce, le carote e il resto degli ingredienti, portare a ebollizione e cuocere a fuoco medio per 20 minuti.
3. Versare la zuppa nelle ciotole e servire.

Nutrizione: calorie 361, grassi 13,4, fibre 4,6, carboidrati 164, proteine 44,1

Spezzatino di Tacchino e Finocchietto

Tempo di preparazione: 10 minuti
Tempo di cottura: 45 minuti
Porzioni: 4

Ingredienti:
- 1 petto di tacchino, senza pelle, disossato e tagliato a cubetti
- 2 finocchietti, affettati
- 1 cucchiaio di olio d'oliva
- 2 foglie di alloro
- 1 cipolla gialla, tritata
- 1 tazza di pomodori in scatola, senza sale aggiunto
- 2 brodo di manzo a basso contenuto di sodio
- 3 spicchi d'aglio, tritati
- Pepe nero al gusto

Indicazioni:
1. Scaldare una padella con l'olio a fuoco medio, aggiungere la cipolla e la carne e far rosolare per 5 minuti.
2. Aggiungere il finocchio e il resto degli ingredienti, portare a ebollizione e cuocere a fuoco medio per 40 minuti mescolando di tanto in tanto.
3. Dividete lo spezzatino in ciotole e servite.

Nutrizione: calorie 371, grassi 12,8, fibre 5,3, carboidrati 16,7, proteine 11,9

Zuppa Di Melanzane

Tempo di preparazione: 10 minuti
Tempo di cottura: 30 minuti
Porzioni: 4

Ingredienti:

- 2 melanzane grandi, tagliate grossolanamente a cubetti
- 1 litro di brodo vegetale a basso contenuto di sodio
- 2 cucchiai di concentrato di pomodoro senza sale
- 1 cipolla rossa, tritata
- 1 cucchiaio di olio d'oliva
- 1 cucchiaio di coriandolo tritato
- Un pizzico di pepe nero

Indicazioni:

1. Riscaldare una pentola con l'olio a fuoco medio, aggiungere la cipolla, mescolare e far rosolare per 5 minuti.
2. Aggiungere le melanzane e gli altri ingredienti, portare a ebollizione a fuoco medio, cuocere per 25 minuti, dividere in ciotole e servire.

Nutrizione: calorie 335, grassi 14,4, fibre 5, carboidrati 16,1, proteine 8.4

Crema Di Patate Dolci

Tempo di preparazione: 10 minuti
Tempo di cottura: 25 minuti
Porzioni: 4

Ingredienti:
- 4 tazze di brodo vegetale
- 2 cucchiai di olio di avocado
- 2 patate dolci, sbucciate e tagliate a cubetti
- 2 cipolle gialle, tritate
- 2 spicchi d'aglio, tritati
- 1 tazza di latte di cocco
- Un pizzico di pepe nero
- ½ cucchiaino di basilico tritato

Indicazioni:
1. Riscaldare una pentola con l'olio a fuoco medio, aggiungere la cipolla e l'aglio, mescolare e far rosolare per 5 minuti.
2. Aggiungere le patate dolci e il resto degli ingredienti, portare a ebollizione e cuocere a fuoco medio per 20 minuti.
3. Frullare la zuppa con un frullatore ad immersione, versare il mestolo nelle ciotole e servire a pranzo.

Nutrizione: calorie 303, grassi 14,4, fibra 4, carboidrati 9,8, proteine 4,5

Zuppa di pollo e funghi

Tempo di preparazione: 10 minuti
Tempo di cottura: 30 minuti
Porzioni: 4

Ingredienti:
- 1 litro di brodo vegetale, a basso contenuto di sodio
- 1 cucchiaio di zenzero, grattugiato
- 1 cipolla gialla, tritata
- 1 cucchiaio di olio d'oliva
- 1 libbra di petto di pollo, senza pelle, disossato e tagliato a cubetti
- ½ libbra di funghi bianchi, affettati
- 4 peperoncini tailandesi, tritati
- ¼ di tazza di succo di lime
- ¼ di tazza di coriandolo, tritato
- Un pizzico di pepe nero

Indicazioni:
1. Riscaldare una pentola con l'olio a fuoco medio, aggiungere la cipolla, lo zenzero, i peperoncini e la carne, mescolare e far rosolare per 5 minuti.
2. Aggiungere i funghi, mescolare e cuocere per altri 5 minuti.
3. Aggiungere il resto degli ingredienti, portare a ebollizione e cuocere a fuoco medio per altri 20 minuti.
4. Versare la zuppa nelle ciotole e servire subito.

Nutrizione: calorie 226, grassi 8.4, fibre 3.3, carboidrati 13.6, proteine 28.2

Lime Salmon Pan

Tempo di preparazione: 10 minuti
Tempo di cottura: 20 minuti
Porzioni: 4

Ingredienti:

- 4 filetti di salmone, disossati
- 3 spicchi d'aglio, tritati
- 1 cipolla gialla, tritata
- Pepe nero al gusto
- 2 cucchiai di olio d'oliva
- Succo di 1 lime
- 1 cucchiaio di scorza di lime, grattugiata
- 1 cucchiaio di timo, tritato

Indicazioni:

1. Scaldare una padella con l'olio a fuoco medio-alto, aggiungere la cipolla e l'aglio, mescolare e far rosolare per 5 minuti.
2. Aggiungere il pesce e cuocere per 3 minuti per lato.
3. Aggiungere il resto degli ingredienti, cuocere il tutto per altri 10 minuti, dividere tra i piatti e servire per il pranzo.

Nutrizione: calorie 315, grassi 18,1, fibre 1,1, carboidrati 4,9, proteine 35,1

Insalata di patate

Tempo di preparazione: 10 minuti
Tempo di cottura: 20 minuti
Porzioni: 4

Ingredienti:

- 2 pomodori, tritati
- 2 avocado, snocciolati e tritati
- 2 tazze di spinaci baby
- 2 scalogni, tritati
- 1 libbra di patate d'oro, bollite, sbucciate e tagliate a spicchi
- 1 cucchiaio di olio d'oliva
- 1 cucchiaio di succo di limone
- 1 cipolla gialla, tritata
- 2 spicchi d'aglio, tritati
- Pepe nero al gusto
- 1 mazzetto di coriandolo tritato

Indicazioni:

1. Scaldare una padella con l'olio a fuoco medio-alto, aggiungere la cipolla, lo scalogno e l'aglio, mescolare e far rosolare per 5 minuti.
2. Aggiungere le patate, mescolare delicatamente e cuocere per altri 5 minuti.
3. Aggiungere il resto degli ingredienti, mescolare, cuocere a fuoco medio per altri 10 minuti, dividere in ciotole e servire per il pranzo.

Nutrizione: calorie 342, grassi 23,4, fibre 11,7, carboidrati 33,5, proteine 5

Carne di manzo macinata e padella di pomodoro

Tempo di preparazione: 10 minuti
Tempo di cottura: 20 minuti
Porzioni: 4

Ingredienti:
- 1 libbra di manzo, macinata
- 1 cipolla rossa, tritata
- 1 cucchiaio di olio d'oliva
- 1 tazza di pomodorini, tagliati a metà
- ½ peperone rosso, tritato
- Pepe nero al gusto
- 1 cucchiaio di erba cipollina tritata
- 1 cucchiaio di rosmarino tritato
- 3 cucchiai di brodo di manzo a basso contenuto di sodio

Indicazioni:
1. Scaldare una padella con l'olio a fuoco medio, aggiungere la cipolla e il peperone, mescolare e far rosolare per 5 minuti.
2. Aggiungere la carne, mescolare e rosolare per altri 5 minuti.
3. Aggiungere il resto degli ingredienti, mescolare, cuocere per 10 minuti, dividere in ciotole e servire per il pranzo.

Nutrizione: calorie 320, grassi 11,3, fibre 4,4, carboidrati 18,4, proteine 9

Gamberetti e insalata di avocado

Tempo di preparazione: 5 minuti
Tempo di cottura: 0 minuti
Porzioni: 4

Ingredienti:
- 1 arancia, sbucciata e tagliata a spicchi
- 1 libbra di gamberetti, cotti, pelati e sgusciati
- 2 tazze di rucola baby
- 1 avocado, snocciolato, sbucciato e tagliato a cubetti
- 2 cucchiai di olio d'oliva
- 2 cucchiai di aceto balsamico
- Succo di ½ arancia
- Sale e pepe nero

Indicazioni:
1. In un'insalatiera mescolare unire i gamberi con le arance e gli altri ingredienti, mescolare e servire a pranzo.

Nutrizione: calorie 300, grassi 5.2, fibra 2, carboidrati 11.4, proteine 6.7

Crema Di Broccoli

Tempo di preparazione: 10 minuti
Tempo di cottura: 40 minuti
Porzioni: 4

Ingredienti:
- 2 libbre di cimette di broccoli
- 1 cipolla gialla, tritata
- 1 cucchiaio di olio d'oliva
- Pepe nero al gusto
- 2 spicchi d'aglio, tritati
- 3 tazze di brodo di manzo a basso contenuto di sodio
- 1 tazza di latte di cocco
- 2 cucchiai di coriandolo tritato

Indicazioni:
1. Riscaldare una pentola con l'olio a fuoco medio, aggiungere la cipolla e l'aglio, mescolare e far rosolare per 5 minuti.
2. Aggiungere i broccoli e gli altri ingredienti tranne il latte di cocco, portare a ebollizione e cuocere a fuoco medio per altri 35 minuti.
3. Frullare la zuppa con un frullatore ad immersione, aggiungere il latte di cocco, frullare ancora, dividere in ciotole e servire.

Nutrizione: calorie 330, grassi 11,2, fibre 9,1, carboidrati 16,4, proteine 9,7

Zuppa di cavoli

Tempo di preparazione: 10 minuti
Tempo di cottura: 40 minuti
Porzioni: 4

Ingredienti:
- 1 testa di cavolo verde grande, grossolanamente sminuzzata
- 1 cipolla gialla, tritata
- 1 cucchiaio di olio d'oliva
- Pepe nero al gusto
- 1 porro tritato
- 2 tazze di pomodori in scatola, a basso contenuto di sodio
- 4 tazze di brodo di pollo, a basso contenuto di sodio
- 1 cucchiaio di coriandolo tritato

Indicazioni:
1. Scaldare una pentola con l'olio a fuoco medio, aggiungere la cipolla e il porro, mescolare e cuocere per 5 minuti.
2. Aggiungere il cavolo e il resto degli ingredienti tranne il coriandolo, portare a ebollizione e cuocere a fuoco medio per 35 minuti.
3. Versare la zuppa nelle ciotole, cospargere il coriandolo e servire.

Nutrizione: calorie 340, grassi 11,7, fibre 6, carboidrati 25,8, proteine 11,8

Zuppa di sedano e cavolfiore

Tempo di preparazione: 10 minuti
Tempo di cottura: 40 minuti
Porzioni: 4

Ingredienti:
- 2 libbre di cimette di cavolfiore
- 1 cipolla rossa, tritata
- 1 cucchiaio di olio d'oliva
- 1 tazza di passata di pomodoro
- Pepe nero al gusto
- 1 tazza di sedano, tritato
- 6 tazze di brodo di pollo a basso contenuto di sodio
- 1 cucchiaio di aneto, tritato

Indicazioni:
4. Riscaldare una pentola con l'olio a fuoco medio-alto, aggiungere la cipolla e il sedano, mescolare e far rosolare per 5 minuti.
5. Aggiungere il cavolfiore e il resto degli ingredienti, portare a ebollizione e cuocere a fuoco medio per altri 35 minuti.
6. Dividete la zuppa in ciotole e servite.

Nutrizione: calorie 135, grassi 4, fibre 8, carboidrati 21,4, proteine 7,7

Zuppa di maiale e porri

Tempo di preparazione: 10 minuti
Tempo di cottura: 40 minuti
Porzioni: 4

Ingredienti:
- 1 libbra di carne di maiale in umido, a cubetti
- Pepe nero al gusto
- 5 porri, tritati
- 1 cipolla gialla, tritata
- 2 cucchiai di olio d'oliva
- 1 cucchiaio di prezzemolo tritato
- 6 tazze di brodo di manzo a basso contenuto di sodio

Indicazioni:
4. Riscaldare una pentola con l'olio a fuoco medio-alto, aggiungere la cipolla e i porri, mescolare e far rosolare per 5 minuti.
5. Aggiungere la carne, mescolare e far rosolare per altri 5 minuti.
6. Aggiungere il resto degli ingredienti, portare a ebollizione e cuocere a fuoco medio per 30 minuti.
7. Versare la zuppa nelle ciotole e servire.

Nutrizione: calorie 395, grassi 18,3, fibre 2,6, carboidrati 18,4, proteine 38,2

Insalata di gamberi e broccoli alla menta

Tempo di preparazione: 5 minuti
Tempo di cottura: 20 minuti
Porzioni: 4

Ingredienti:
- 1/3 di tazza di brodo vegetale a basso contenuto di sodio
- 2 cucchiai di olio d'oliva
- 2 tazze di fiori di broccoli
- 1 libbra di gamberetti, pelati e puliti
- Pepe nero al gusto
- 1 cipolla gialla, tritata
- 4 pomodorini, tagliati a metà
- 2 spicchi d'aglio, tritati
- Succo di ½ limone
- ½ tazza di olive kalamata, snocciolate e tagliate a metà
- 1 cucchiaio di menta, tritata

Indicazioni:
1. Scaldare una padella con l'olio a fuoco medio-alto, aggiungere la cipolla e l'aglio, mescolare e far rosolare per 3 minuti.
2. Aggiungere i gamberi, mescolare e cuocere per altri 2 minuti.
3. Aggiungere i broccoli e gli altri ingredienti, mescolare, cuocere il tutto per 10 minuti, dividere in ciotole e servire per il pranzo.

Nutrizione: calorie 270, grassi 11,3, fibre 4.1, carboidrati 14,3, proteine 28,9

Zuppa di gamberi e merluzzo

Tempo di preparazione: 10 minuti
Tempo di cottura: 20 minuti
Porzioni: 4

Ingredienti:
- 1 litro di brodo di pollo a basso contenuto di sodio
- ½ libbra di gamberetti, pelati e puliti
- ½ libbra di filetti di merluzzo, disossati, senza pelle e tagliati a cubetti
- 2 cucchiai di olio d'oliva
- 2 cucchiaini di peperoncino in polvere
- 1 cucchiaino di paprika dolce
- 2 scalogni, tritati
- Un pizzico di pepe nero
- 1 cucchiaio di aneto, tritato

Indicazioni:
1. Riscaldare una pentola con l'olio a fuoco medio, aggiungere gli scalogni, mescolare e far rosolare per 5 minuti.
2. Aggiungere i gamberi e il baccalà e cuocere per altri 5 minuti.
3. Aggiungere il resto degli ingredienti, portare a ebollizione e cuocere a fuoco medio per 10 minuti.
4. Dividete la zuppa in ciotole e servite.

Nutrizione: calorie 189, grassi 8,8, fibre 0,8, carboidrati 3,2, proteine 24,6

Mix di gamberi e cipolle verdi

Tempo di preparazione: 10 minuti
Tempo di cottura: 10 minuti
Porzioni: 4

Ingredienti:
- 2 libbre di gamberetti, pelati e puliti
- 1 tazza di pomodorini, tagliati a metà
- 1 cucchiaio di olio d'oliva
- 4 cipolle verdi, tritate
- 1 cucchiaio di aceto balsamico
- 1 cucchiaio di erba cipollina tritata

Indicazioni:
1. Scaldare una padella con l'olio a fuoco medio, aggiungere la cipolla, i pomodorini, mescolare e far rosolare per 4 minuti.
2. Aggiungere i gamberi e gli altri ingredienti, cuocere per altri 6 minuti, dividere tra i piatti e servire.

Nutrizione: calorie 313, grassi 7,5, fibra 1, carboidrati 6,4, proteine 52,4

Spezzatino Di Spinaci

Tempo di preparazione: 10 minuti
Tempo di cottura: 15 minuti
Porzioni: 4

Ingredienti:
- 1 cucchiaio di olio d'oliva
- 1 cucchiaino di zenzero, grattugiato
- 2 spicchi d'aglio, tritati
- 1 cipolla gialla, tritata
- 2 pomodori, tritati
- 1 tazza di pomodori in scatola, senza sale aggiunto
- 1 cucchiaino di cumino, macinato
- Un pizzico di pepe nero
- 1 tazza di brodo vegetale a basso contenuto di sodio
- 2 libbre di foglie di spinaci

Indicazioni:
1. Riscaldare una pentola con l'olio a fuoco medio, aggiungere lo zenzero, l'aglio e la cipolla, mescolare e far rosolare per 5 minuti.
2. Aggiungere i pomodori, i pomodori in scatola e gli altri ingredienti, mescolare delicatamente, portare a ebollizione e cuocere per altri 10 minuti.
3. Dividete lo spezzatino in ciotole e servite.

Nutrizione: calorie 123, grassi 4.8, fibre 7.3, carboidrati 17, proteine 8.2

Miscela di cavolfiore al curry

Tempo di preparazione: 10 minuti
Tempo di cottura: 25 minuti
Porzioni: 4

Ingredienti:
- 1 cipolla rossa, tritata
- 1 cucchiaio di olio d'oliva
- 2 spicchi d'aglio, tritati
- 1 peperone rosso, tritato
- 1 peperone verde, tritato
- 1 cucchiaio di succo di lime
- 1 libbra di cimette di cavolfiore
- 14 once di pomodori in scatola, tritati
- 2 cucchiaini di curry in polvere
- Un pizzico di pepe nero
- 2 tazze di crema al cocco
- 1 cucchiaio di coriandolo tritato

Indicazioni:
1. Scaldare una pentola con l'olio a fuoco medio, aggiungere la cipolla e l'aglio, mescolare e cuocere per 5 minuti.
2. Aggiungere i peperoni e gli altri ingredienti, portare il tutto a ebollizione e cuocere a fuoco medio per 20 minuti.
3. Dividete il tutto in ciotole e servite.

Nutrizione: calorie 270, grassi 7,7, fibre 5,4, carboidrati 12,9, proteine 7

Spezzatino Di Carote E Zucchine

Tempo di preparazione: 10 minuti
Tempo di cottura: 30 minuti
Porzioni: 4

Ingredienti:
- 1 cipolla gialla, tritata
- 2 cucchiai di olio d'oliva
- 2 spicchi d'aglio, tritati
- 4 zucchine, affettate
- 2 carote, affettate
- 1 cucchiaino di paprika dolce
- ¼ di cucchiaino di peperoncino in polvere
- Un pizzico di pepe nero
- ½ tazza di pomodori, tritati
- 2 tazze di brodo vegetale a basso contenuto di sodio
- 1 cucchiaio di erba cipollina tritata
- 1 cucchiaio di rosmarino tritato

Indicazioni:
1. Riscaldare una pentola con l'olio a fuoco medio, aggiungere la cipolla e l'aglio, mescolare e far rosolare per 5 minuti.
2. Aggiungere le zucchine, le carote e gli altri ingredienti, portare a ebollizione e cuocere per altri 25 minuti.
3. Dividete lo spezzatino in ciotole e servite subito a pranzo.

Nutrizione: calorie 272, grassi 4,6, fibre 4,7, carboidrati 14,9, proteine 9

Spezzatino di cavolo e fagiolini

Tempo di preparazione: 10 minuti
Tempo di cottura: 25 minuti
Porzioni: 4

Ingredienti:

- 2 cucchiai di olio d'oliva
- 1 testa di cavolo rosso, sminuzzata
- 1 cipolla rossa, tritata
- 1 libbra di fagiolini, tagliati e tagliati a metà
- 2 spicchi d'aglio, tritati
- 7 once di pomodori in scatola, tritati senza aggiunta di sale
- 2 tazze di brodo vegetale a basso contenuto di sodio
- Un pizzico di pepe nero
- 1 cucchiaio di aneto, tritato

Indicazioni:

1. Riscaldare una pentola con l'olio, a fuoco medio, aggiungere la cipolla e l'aglio, mescolare e far rosolare per 5 minuti.
2. Aggiungere la verza e gli altri ingredienti, mescolare, coprire e cuocere a fuoco medio per 20 minuti.
3. Dividi in ciotole e servi per il pranzo.

Nutrizione: calorie 281, grassi 8.5, fibre 7.1, carboidrati 14.9, proteine 6.7

Zuppa Di Funghi Al Peperoncino

Tempo di preparazione: 5 minuti
Tempo di cottura: 30 minuti
Porzioni: 4

Ingredienti:
- 1 cipolla gialla, tritata
- 1 cucchiaio di olio d'oliva
- 1 peperoncino rosso, tritato
- 1 cucchiaino di peperoncino in polvere
- ½ cucchiaino di paprika piccante
- 4 spicchi d'aglio, tritati
- 1 libbra di funghi bianchi, affettati
- 6 tazze di brodo vegetale a basso contenuto di sodio
- 1 tazza di pomodori, tritati
- ½ cucchiaio di prezzemolo tritato

Indicazioni:
1. Riscaldare una pentola con l'olio, a fuoco medio, aggiungere la cipolla, il peperoncino, la paprika piccante, il peperoncino in polvere e l'aglio, mescolare e far rosolare per 5 minuti.
2. Aggiungere i funghi, mescolare e cuocere per altri 5 minuti.
3. Aggiungere il resto degli ingredienti, portare a ebollizione e cuocere a fuoco medio per 20 minuti.
4. Dividete la zuppa in ciotole e servite.

Nutrizione: calorie 290, grassi 6.6, fibre 4.6, carboidrati 16,9, proteine 10

Maiale al peperoncino

Tempo di preparazione: 10 minuti
Tempo di cottura: 30 minuti
Porzioni: 4

Ingredienti:
- 2 libbre di carne di maiale in umido, a cubetti
- 2 cucchiai di pasta di peperoncino
- 1 cipolla gialla, tritata
- 2 spicchi d'aglio, tritati
- 1 cucchiaio di olio d'oliva
- 2 tazze di brodo di manzo a basso contenuto di sodio
- 1 cucchiaio di origano, tritato

Indicazioni:
1. Riscaldare una pentola con l'olio, a fuoco medio-alto, aggiungere la cipolla e l'aglio, mescolare e far rosolare per 5 minuti.
2. Aggiungere la carne e rosolarla per altri 5 minuti.
3. Aggiungere il resto degli ingredienti, portare a ebollizione e cuocere a fuoco medio per altri 20 minuti.
4. Dividete il composto in ciotole e servite.

Nutrizione: calorie 363, grassi 8,6, fibre 7, carboidrati 17,3, proteine 18,4

Insalata di funghi e salmone alla paprika

Tempo di preparazione: 10 minuti
Tempo di cottura: 20 minuti
Porzioni: 4

Ingredienti:

- 10 once di salmone affumicato, a basso contenuto di sodio, disossato, senza pelle e tagliato a cubetti
- 2 cipolle verdi, tritate
- 2 peperoncini rossi, tritati
- 1 cucchiaio di olio d'oliva
- ½ cucchiaino di origano essiccato
- ½ cucchiaino di paprika affumicata
- Un pizzico di pepe nero
- 8 once di funghi bianchi, affettati
- 1 cucchiaio di succo di limone
- 1 tazza di olive nere, snocciolate e tagliate a metà
- 1 cucchiaio di prezzemolo tritato

Indicazioni:

1. Scaldare una padella con l'olio a fuoco medio, aggiungere le cipolle e il peperoncino, mescolare e cuocere per 4 minuti.
2. Aggiungere i funghi, mescolare e rosolarli per 5 minuti.
3. Aggiungere il salmone e gli altri ingredienti, mescolare, cuocere il tutto per altri 10 minuti, dividere in ciotole e servire per il pranzo.

Nutrizione: calorie 321, grassi 8,5, fibre 8, carboidrati 22,2, proteine 13,5

Medley di ceci e patate

Tempo di preparazione: 10 minuti
Tempo di cottura: 30 minuti
Porzioni: 4

Ingredienti:
- 2 cucchiai di olio d'oliva
- 1 tazza di ceci in scatola, senza sale aggiunto, scolati e sciacquati
- 1 libbra di patate dolci, sbucciate e tagliate a spicchi
- 4 spicchi d'aglio, tritati
- 2 scalogni, tritati
- 1 tazza di pomodori in scatola, senza sale aggiunto e tritati
- 1 cucchiaino di coriandolo, macinato
- 2 pomodori, tritati
- 1 tazza di brodo vegetale a basso contenuto di sodio
- Un pizzico di pepe nero
- 1 cucchiaio di succo di limone
- 1 cucchiaio di coriandolo tritato

Indicazioni:
1. Riscaldare una pentola con l'olio a fuoco medio, aggiungere lo scalogno e l'aglio, mescolare e far rosolare per 5 minuti.
2. Aggiungere i ceci, le patate e gli altri ingredienti, portare a ebollizione e cuocere a fuoco medio per 25 minuti.
3. Dividete il tutto in ciotole e servite per pranzo.

Nutrizione: calorie 341, grassi 11,7, fibre 6, carboidrati 14,9, proteine 18,7

Pollo Al Cardamomo

Tempo di preparazione: 10 minuti
Tempo di cottura: 30 minuti
Porzioni: 4

Ingredienti:
- 1 cucchiaio di olio d'oliva
- 1 libbra di petto di pollo, senza pelle, disossato e tagliato a cubetti
- 1 scalogno, tritato
- 1 cucchiaio di zenzero, grattugiato
- 2 spicchi d'aglio, tritati
- 1 cucchiaino di cardamomo, macinato
- ½ cucchiaino di curcuma in polvere
- 1 cucchiaino di succo di lime
- 1 tazza di brodo di pollo a basso contenuto di sodio
- 1 cucchiaio di coriandolo tritato

Indicazioni:
1. Riscaldare una pentola con l'olio a fuoco medio-alto, aggiungere lo scalogno, lo zenzero, l'aglio, il cardamomo e la curcuma, mescolare e far rosolare per 5 minuti.
2. Aggiungere la carne e rosolarla per 5 minuti.
3. Aggiungere il resto degli ingredienti, portare il tutto a ebollizione e cuocere per 20 minuti.
4. Dividete il composto in ciotole e servite.

Nutrizione: calorie 175, grassi 6,5, fibre 0,5, carboidrati 3,3, proteine 24,7

Lenticchie Chili

Tempo di preparazione: 10 minuti
Tempo di cottura: 35 minuti
Porzioni: 6

Ingredienti:
- 1 peperone verde, tritato
- 1 cucchiaio di olio d'oliva
- 2 cipollotti, tritati
- 2 spicchi d'aglio, tritati
- 24 once di lenticchie in scatola, senza sale aggiunto, scolate e sciacquate
- 2 tazze di brodo vegetale
- 2 cucchiai di peperoncino in polvere, dolce
- ½ cucchiaino di chipotle in polvere
- 30 once di pomodori in scatola, senza sale aggiunto, tritati
- Un pizzico di pepe nero

Indicazioni:
1. Riscaldare una pentola con l'olio a fuoco medio, aggiungere le cipolle e l'aglio, mescolare e far rosolare per 5 minuti.
2. Aggiungere il peperone, le lenticchie e gli altri ingredienti, portare a ebollizione e cuocere a fuoco medio per 30 minuti.
3. Dividete il peperoncino in ciotole e servite per pranzo.

Nutrizione: calorie 466, grassi 5, fibre 37,6, carboidrati 77,9, proteine 31,2

Indivia al rosmarino

Tempo di preparazione: 10 minuti
Tempo di cottura: 20 minuti
Porzioni: 4

Ingredienti:
- 2 indivia, tagliate a metà nel senso della lunghezza
- 2 cucchiai di olio d'oliva
- 1 cucchiaino di rosmarino essiccato
- ½ cucchiaino di curcuma in polvere
- Un pizzico di pepe nero

Indicazioni:
1. In una teglia unire l'indivia con l'olio e gli altri ingredienti, mescolare delicatamente, introdurre in forno e infornare a 400 gradi per 20 minuti.
2. Dividete tra i piatti e servite come contorno.

Nutrizione: calorie 66, grassi 7.1, fibra 1, carboidrati 1.2, proteine 0.3

Indivia Lemony

Tempo di preparazione: 10 minuti
Tempo di cottura: 20 minuti
Porzioni: 4

Ingredienti:
- 4 indivia, tagliate a metà nel senso della lunghezza
- 1 cucchiaio di succo di limone
- 1 cucchiaio di scorza di limone grattugiata
- 2 cucchiai di parmigiano senza grassi, grattugiato
- 2 cucchiai di olio d'oliva
- Un pizzico di pepe nero

Indicazioni:
1. In una pirofila unire l'indivia con il succo di limone e gli altri ingredienti tranne il parmigiano e mescolare.
2. Cospargere il parmigiano, infornare l'indivia a 400 gradi per 20 minuti, dividere tra i piatti e servire come contorno.

Nutrizione: calorie 71, grassi 7.1, fibre 0.9, carboidrati 2.3, proteine 0.9

Pesto Di Asparagi

Tempo di preparazione: 10 minuti
Tempo di cottura: 20 minuti
Porzioni: 4

Ingredienti:
- 1 libbra di asparagi, tagliati
- 2 cucchiai di pesto di basilico
- 1 cucchiaio di succo di limone
- Un pizzico di pepe nero
- 3 cucchiai di olio d'oliva
- 2 cucchiai di coriandolo tritato

Indicazioni:
1. Disporre gli asparagi su una teglia foderata, aggiungere il pesto e gli altri ingredienti, mescolare, introdurre in forno e cuocere a 400 gradi per 20 minuti.
2. Dividete tra i piatti e servite come contorno.

Nutrizione: calorie 114, grassi 10,7, fibre 2,4, carboidrati 4,6, proteine 2,6

Paprika Carote

Tempo di preparazione: 10 minuti
Tempo di cottura: 30 minuti
Porzioni: 4

Ingredienti:
- 1 libbra di carote baby, tagliate
- 1 cucchiaio di paprika dolce
- 1 cucchiaino di succo di lime
- 3 cucchiai di olio d'oliva
- Un pizzico di pepe nero
- 1 cucchiaino di semi di sesamo

Indicazioni:
1. Disporre le carote su una teglia foderata, aggiungere la paprika e gli altri ingredienti tranne i semi di sesamo, mescolare, introdurre in forno e infornare a 400 gradi per 30 minuti.
2. Dividete le carote tra i piatti, cospargete i semi di sesamo e servite come contorno.

Nutrizione: calorie 142, grassi 11,3, fibre 4.1, carboidrati 11,4, proteine 1.2

Padella Cremosa Di Patate

Tempo di preparazione: 10 minuti
Tempo di cottura: 1 ora
Porzioni: 8

Ingredienti:
- 1 libbra di patate d'oro, sbucciate e tagliate a spicchi
- 2 cucchiai di olio d'oliva
- 1 cipolla rossa, tritata
- 2 spicchi d'aglio, tritati
- 2 tazze di crema al cocco
- 1 cucchiaio di timo, tritato
- ¼ di cucchiaino di noce moscata, macinata
- ½ tazza di parmigiano magro, grattugiato

Indicazioni:
1. Scaldare una padella con l'olio a fuoco medio, aggiungere la cipolla e l'aglio e far rosolare per 5 minuti.
2. Aggiungere le patate e rosolarle per altri 5 minuti.
3. Aggiungere la panna e il resto degli ingredienti, mescolare delicatamente, portare a ebollizione e cuocere a fuoco medio per altri 40 minuti.
4. Dividete il composto tra i piatti e servite come contorno.

Nutrizione: calorie 230, grassi 19,1, fibre 3,3, carboidrati 14,3, proteine 3,6

Cavolo cappuccio al sesamo

Tempo di preparazione: 10 minuti
Tempo di cottura: 20 minuti
Porzioni: 4

Ingredienti:
- 1 libbra di cavolo verde, grossolanamente sminuzzato
- 2 cucchiai di olio d'oliva
- Un pizzico di pepe nero
- 1 scalogno, tritato
- 2 spicchi d'aglio, tritati
- 2 cucchiai di aceto balsamico
- 2 cucchiaini di paprika piccante
- 1 cucchiaino di semi di sesamo

Indicazioni:
1. Riscaldare una padella con l'olio a fuoco medio, aggiungere lo scalogno e l'aglio e far rosolare per 5 minuti.
2. Aggiungere la verza e gli altri ingredienti, mescolare, cuocere a fuoco medio per 15 minuti, dividere tra i piatti e servire.

Nutrizione: calorie 101, grassi 7,6, fibre 3,4, carboidrati 84, proteine 1,9

Coriandolo Broccoli

Tempo di preparazione: 10 minuti
Tempo di cottura: 30 minuti
Porzioni: 4

Ingredienti:
- 2 cucchiai di olio d'oliva
- Cimette di broccoli da 1 libbra
- 2 spicchi d'aglio, tritati
- 2 cucchiai di salsa piccante
- 1 cucchiaio di succo di limone
- Un pizzico di pepe nero
- 2 cucchiai di coriandolo tritato

Indicazioni:
1. In una teglia unire i broccoli con l'olio, l'aglio e gli altri ingredienti, mescolare un po ', introdurre in forno e infornare a 400 gradi per 30 minuti.
2. Dividete il composto tra i piatti e servite come contorno.

Nutrizione: calorie 103, grassi 7,4, fibra 3, carboidrati 8,3, proteine 3,4

Cavolini di Bruxelles al peperoncino

Tempo di preparazione: 10 minuti
Tempo di cottura: 25 minuti
Porzioni: 4

Ingredienti:
- 1 cucchiaio di olio d'oliva
- 1 libbra di cavoletti di Bruxelles, mondati e tagliati a metà
- 2 spicchi d'aglio, tritati
- ½ tazza di mozzarella a basso contenuto di grassi, sminuzzata
- Un pizzico di pepe in scaglie, schiacciato

Indicazioni:
1. In una pirofila unire i germogli con l'olio e gli altri ingredienti tranne il formaggio e mescolare.
2. Cospargere il formaggio, introdurre in forno e infornare a 400 gradi per 25 minuti.
3. Dividete tra i piatti e servite come contorno.

Nutrizione: calorie 91, grassi 4,5, fibre 4,3, carboidrati 10,9, proteine 5

Mix di cavoletti di Bruxelles e cipolle verdi

Tempo di preparazione: 10 minuti
Tempo di cottura: 25 minuti
Porzioni: 4

Ingredienti:
- 2 cucchiai di olio d'oliva
- 1 libbra di cavoletti di Bruxelles, mondati e tagliati a metà
- 3 cipolle verdi, tritate
- 2 spicchi d'aglio, tritati
- 1 cucchiaio di aceto balsamico
- 1 cucchiaio di paprika dolce
- Un pizzico di pepe nero

Indicazioni:
1. In una teglia unire i cavoletti di Bruxelles con l'olio e gli altri ingredienti, mescolare e infornare a 400 gradi per 25 minuti.
2. Dividete il composto tra i piatti e servite.

Nutrizione: calorie 121, grassi 7,6, fibre 5,2, carboidrati 12,7, proteine 4,4

purea di cavolfiore

Tempo di preparazione: 10 minuti
Tempo di cottura: 25 minuti
Porzioni: 4

Ingredienti:
- 2 libbre di cimette di cavolfiore
- ½ tazza di latte di cocco
- Un pizzico di pepe nero
- ½ tazza di panna acida a basso contenuto di grassi
- 1 cucchiaio di coriandolo tritato
- 1 cucchiaio di erba cipollina tritata

Indicazioni:
1. Mettere il cavolfiore in una pentola, aggiungere l'acqua fino a coprire, portare a ebollizione a fuoco medio, cuocere per 25 minuti e scolare.
2. Schiacciare il cavolfiore, aggiungere il latte, il pepe nero e la panna, montare bene, dividere tra i piatti, cospargere il resto degli ingredienti e servire.

Nutrizione: calorie 188, grassi 13,4, fibre 6,4, carboidrati 15, proteine 6,1

insalata di avocado

Tempo di preparazione: 5 minuti
Tempo di cottura: 0 minuti
Porzioni: 4

Ingredienti:
- 2 cucchiai di olio d'oliva
- 2 avocado, sbucciati, snocciolati e tagliati a spicchi
- 1 tazza di olive kalamata, snocciolate e tagliate a metà
- 1 tazza di pomodori, tagliati a cubetti
- 1 cucchiaio di zenzero, grattugiato
- Un pizzico di pepe nero
- 2 tazze di rucola baby
- 1 cucchiaio di aceto balsamico

Indicazioni:
1. In una ciotola unire gli avocado con la kalamata e gli altri ingredienti, mescolare e servire come contorno.

Nutrizione: calorie 320, grassi 30,4, fibre 8,7, carboidrati 13,9, proteine 3

Insalata di ravanelli

Tempo di preparazione: 5 minuti
Tempo di cottura: 0 minuti
Porzioni: 4

Ingredienti:
- 2 cipolle verdi, affettate
- 1 libbra di ravanelli, a cubetti
- 2 cucchiai di aceto balsamico
- 2 cucchiai di olio d'oliva
- 1 cucchiaino di peperoncino in polvere
- 1 tazza di olive nere, snocciolate e tagliate a metà
- Un pizzico di pepe nero

Indicazioni:
1. In una grande insalatiera, unire i ravanelli con le cipolle e gli altri ingredienti, mescolare e servire come contorno.

Nutrizione: calorie 123, grassi 10,8, fibre 3,3, carboidrati 7, proteine 1.3

Insalata Di Indivia Di Limone

Tempo di preparazione: 5 minuti
Tempo di cottura: 0 minuti
Porzioni: 4

Ingredienti:
- 2 indivia, tritate grossolanamente
- 1 cucchiaio di aneto, tritato
- ¼ di tazza di succo di limone
- ¼ di tazza di olio d'oliva
- 2 tazze di spinaci baby
- 2 pomodori a cubetti
- 1 cetriolo, affettato
- ½ tazza di noci tritate

Indicazioni:
1. In una ciotola capiente unire l'indivia con gli spinaci e gli altri ingredienti, mescolare e servire come contorno.

Nutrizione: calorie 238, grassi 22,3, fibre 3.1, carboidrati 8.4, proteine 5.7

Olive e mix di mais

Tempo di preparazione: 5 minuti
Tempo di cottura: 0 minuti
Porzioni: 4

Ingredienti:
- 2 cucchiai di olio d'oliva
- 1 cucchiaio di aceto balsamico
- Un pizzico di pepe nero
- 4 tazze di mais
- 2 tazze di olive nere, snocciolate e tagliate a metà
- 1 cipolla rossa, tritata
- ½ tazza di pomodorini, tagliati a metà
- 1 cucchiaio di basilico tritato
- 1 cucchiaio di jalapeño, tritato
- 2 tazze di lattuga romana, sminuzzata

Indicazioni:
1. In una ciotola capiente unire il mais con le olive, la lattuga e gli altri ingredienti, mescolare bene, dividere tra i piatti e servire come contorno.

Nutrizione: calorie 290, grassi 16,1, fibre 7,4, carboidrati 37,6, proteine 6,2

Insalata di rucola e pinoli

Tempo di preparazione: 5 minuti
Tempo di cottura: 0 minuti
Porzioni: 4

Ingredienti:
- ¼ di tazza di semi di melograno
- 5 tazze di rucola baby
- 6 cucchiai di cipolle verdi, tritate
- 1 cucchiaio di aceto balsamico
- 2 cucchiai di olio d'oliva
- 3 cucchiai di pinoli
- ½ scalogno tritato

Indicazioni:
1. In un'insalatiera unire la rucola con il melograno e gli altri ingredienti, mescolare e servire.

Nutrizione: calorie 120, grassi 11,6, fibre 0,9, carboidrati 4,2, proteine 1,8

Mandorle e Spinaci

Tempo di preparazione: 10 minuti
Tempo di cottura: 0 minuti
Porzioni: 4

Ingredienti:
- 2 cucchiai di olio d'oliva
- 2 avocado, sbucciati, snocciolati e tagliati a spicchi
- 3 tazze di spinaci baby
- ¼ di tazza di mandorle, tostate e tritate
- 1 cucchiaio di succo di limone
- 1 cucchiaio di coriandolo tritato

Indicazioni:
1. In una ciotola unire gli avocado con le mandorle, gli spinaci e gli altri ingredienti, mescolare e servire come contorno.

Nutrizione: calorie 181, grassi 4, fibre 4.8, carboidrati 11,4, proteine 6

Fagiolini e insalata di mais

Tempo di preparazione: 4 minuti
Tempo di cottura: 0 minuti
Porzioni: 4

Ingredienti:

- Succo di 1 lime
- 2 tazze di lattuga romana, sminuzzata
- 1 tazza di mais
- ½ libbra di fagiolini, sbollentati e tagliati a metà
- 1 cetriolo, tritato
- 1/3 di tazza di erba cipollina, tritata

Indicazioni:

1. In una ciotola unire i fagiolini con il mais e gli altri ingredienti, mescolare e servire.

Nutrizione: calorie 225, grassi 12, fibre 2.4, carboidrati 11.2, proteine 3.5

Indivia e insalata di cavolo nero

Tempo di preparazione: 4 minuti
Tempo di cottura: 0 minuti
Porzioni: 4

Ingredienti:
- 3 cucchiai di olio d'oliva
- 2 indivia, mondate e sminuzzate
- 2 cucchiai di succo di lime
- 1 cucchiaio di scorza di lime, grattugiata
- 1 cipolla rossa, affettata
- 1 cucchiaio di aceto balsamico
- 1 libbra di cavolo, strappato
- Un pizzico di pepe nero

Indicazioni:
1. In una ciotola unire l'indivia al cavolo nero e gli altri ingredienti, mescolare bene e servire fredda come contorno di insalata.

Nutrizione: calorie 270, grassi 11,4, fibre 5, carboidrati 14,3, proteine 5,7

Insalata di edamame

Tempo di preparazione: 5 minuti
Tempo di cottura: 6 minuti
Porzioni: 4

Ingredienti:

- 2 cucchiai di olio d'oliva
- 2 cucchiai di aceto balsamico
- 2 spicchi d'aglio, tritati
- 3 tazze di edamame, sgusciate
- 1 cucchiaio di erba cipollina tritata
- 2 scalogni, tritati

Indicazioni:

1. Scaldare una padella con l'olio a fuoco medio, aggiungere l'edamame, l'aglio e gli altri ingredienti, mescolare, cuocere per 6 minuti, dividere tra i piatti e servire.

Nutrizione: calorie 270, grassi 8,4, fibre 5,3, carboidrati 11,4, proteine 6

Insalata di uva e avocado

Tempo di preparazione: 5 minuti
Tempo di cottura: 0 minuti
Porzioni: 4

Ingredienti:

- 2 tazze di spinaci baby
- 2 avocado, sbucciati, snocciolati e tagliati grossolanamente a cubetti
- 1 cetriolo, affettato
- 1 tazza e ½ di uva verde, tagliata a metà
- 2 cucchiai di olio di avocado
- 1 cucchiaio di aceto di sidro
- 2 cucchiai di prezzemolo tritato
- Un pizzico di pepe nero

Indicazioni:

1. In un'insalatiera, unire gli spinaci novelli con gli avocado e gli altri ingredienti, mescolare e servire.

Nutrizione: calorie 277, grassi 11,4, fibre 5, carboidrati 14,6, proteine 4

Origano Melanzane Mix

Tempo di preparazione: 10 minuti
Tempo di cottura: 20 minuti
Porzioni: 4

Ingredienti:
- 2 melanzane grandi, tagliate grossolanamente a cubetti
- 1 cucchiaio di origano, tritato
- ½ tazza di parmigiano magro, grattugiato
- ¼ di cucchiaino di aglio in polvere
- 2 cucchiai di olio d'oliva
- Un pizzico di pepe nero

Indicazioni:
1. In una teglia unire le melanzane con l'origano e gli altri ingredienti tranne il formaggio e mescolare.
2. Cospargere di parmigiano, introdurre in forno e infornare a 370 gradi per 20 minuti.
3. Dividete tra i piatti e servite come contorno.

Nutrizione: calorie 248, grassi 8.4, fibra 4, carboidrati 14.3, proteine 5.4

Pomodori Al Forno Mix

Tempo di preparazione: 10 minuti
Tempo di cottura: 20 minuti
Porzioni: 4

Ingredienti:
- 2 libbre di pomodori, tagliati a metà
- 1 cucchiaio di basilico tritato
- 3 cucchiai di olio d'oliva
- La scorza di 1 limone grattugiata
- 3 spicchi d'aglio, tritati
- ¼ di tazza di parmigiano magro, grattugiato
- Un pizzico di pepe nero

Indicazioni:
1. In una teglia unire i pomodori al basilico e gli altri ingredienti tranne il formaggio e mescolare.
2. Cospargere con il parmigiano, introdurre in forno a 375 gradi per 20 minuti, dividere tra i piatti e servire come contorno.

Nutrizione: calorie 224, grassi 12, fibre 4,3, carboidrati 10,8, proteine 5.1

Funghi Di Timo

Tempo di preparazione: 10 minuti
Tempo di cottura: 30 minuti
Porzioni: 4

Ingredienti:

- 2 libbre di funghi bianchi, tagliati a metà
- 4 spicchi d'aglio, tritati
- 2 cucchiai di olio d'oliva
- 1 cucchiaio di timo, tritato
- 2 cucchiai di prezzemolo tritato
- Pepe nero al gusto

Indicazioni:

1. In una teglia unire i funghi con l'aglio e gli altri ingredienti, mescolare, introdurre in forno e cuocere a 400 gradi per 30 minuti.
2. Dividete tra i piatti e servite come contorno.

Nutrizione: calorie 251, grassi 9,3, fibre 4, carboidrati 13,2, proteine 6

Spinaci e Mais Sauté

Tempo di preparazione: 10 minuti
Tempo di cottura: 15 minuti
Porzioni: 4

Ingredienti:
- 1 tazza di mais
- 1 libbra di foglie di spinaci
- 1 cucchiaino di paprika dolce
- 1 cucchiaio di olio d'oliva
- 1 cipolla gialla, tritata
- ½ tazza di basilico, spezzettato
- Un pizzico di pepe nero
- ½ cucchiaino di peperoncino a scaglie

Indicazioni:
1. Scaldare una padella con l'olio a fuoco medio-alto, aggiungere la cipolla, mescolare e far rosolare per 5 minuti.
2. Aggiungere il mais, gli spinaci e gli altri ingredienti, mescolare, cuocere a fuoco medio per altri 10 minuti, dividere tra i piatti e servire.

Nutrizione: calorie 201, grassi 13,1, fibre 2,5, carboidrati 14,4, proteine 3,7

Mais e Scalogno Sauté

Tempo di preparazione: 10 minuti
Tempo di cottura: 15 minuti
Porzioni: 4

Ingredienti:
- 4 tazze di mais
- 1 cucchiaio di olio di avocado
- 2 scalogni, tritati
- 1 cucchiaino di peperoncino in polvere
- 2 cucchiai di concentrato di pomodoro, senza sale aggiunto
- 3 scalogni, tritati
- Un pizzico di pepe nero

Indicazioni:
1. Riscaldare una padella con l'olio a fuoco medio-alto, aggiungere lo scalogno e il peperoncino in polvere, mescolare e far rosolare per 5 minuti.
2. Aggiungere il mais e gli altri ingredienti, mescolare, cuocere ancora per 10 minuti, dividere tra i piatti e servire come contorno.

Nutrizione: calorie 259, grassi 11,1, fibre 2,6, carboidrati 13,2, proteine 3,5

Insalata di spinaci e mango

Tempo di preparazione: 10 minuti
Tempo di cottura: 0 minuti
Porzioni: 4

Ingredienti:
- 1 tazza di mango, sbucciato e tagliato a cubetti
- 4 tazze di spinaci baby
- 1 cucchiaio di olio d'oliva
- 2 cipollotti, tritati
- 1 cucchiaio di succo di limone
- 1 cucchiaio di capperi, scolati, senza sale
- 1/3 di tazza di mandorle, tritate

Indicazioni:
1. In una ciotola mescolare gli spinaci con il mango e gli altri ingredienti, mescolare e servire.

Nutrizione: calorie 200, grassi 7.4, fibra 3, carboidrati 4.7, proteine 4.4

Patate Di Senape

Tempo di preparazione: 5 minuti
Tempo di cottura: 1 ora
Porzioni: 4

Ingredienti:

- 1 libbra di patate d'oro, sbucciate e tagliate a spicchi
- 2 cucchiai di olio d'oliva
- Un pizzico di pepe nero
- 2 cucchiai di rosmarino tritato
- 1 cucchiaio di senape di Digione
- 2 spicchi d'aglio, tritati

Indicazioni:

1. In una teglia unire le patate con l'olio e gli altri ingredienti, mescolare, introdurre in forno a 400 ° F e infornare per circa 1 ora.
2. Dividete tra i piatti e servite subito come contorno.

Nutrizione: calorie 237, grassi 11,5, fibre 6,4, carboidrati 14,2, proteine 9

Cavolini Di Bruxelles Al Cocco

Tempo di preparazione: 5 minuti
Tempo di cottura: 30 minuti
Porzioni: 4

Ingredienti:

- 1 libbra di cavoletti di Bruxelles, mondati e tagliati a metà
- 1 tazza di crema al cocco
- 1 cucchiaio di olio d'oliva
- 2 scalogni, tritati
- Un pizzico di pepe nero
- ½ tazza di anacardi, tritati

Indicazioni:

1. In una teglia unire i germogli con la panna e il resto degli ingredienti, mescolare e cuocere in forno per 30 minuti a 350 gradi F.
2. Dividete tra i piatti e servite come contorno.

Nutrizione: calorie 270, grassi 6,5, fibre 5,3, carboidrati 15,9, proteine 3,4

Carote Salvia

Tempo di preparazione: 10 minuti
Tempo di cottura: 30 minuti
Porzioni: 4

Ingredienti:
- 2 cucchiai di olio d'oliva
- 2 cucchiaini di paprika dolce
- 1 libbra di carote, sbucciate e tagliate grossolanamente a cubetti
- 1 cipolla rossa, tritata
- 1 cucchiaio di salvia, tritata
- Un pizzico di pepe nero

Indicazioni:
1. In una teglia, unire le carote con l'olio e gli altri ingredienti, mescolare e infornare a 380 gradi per 30 minuti.
2. Dividete tra i piatti e servite.

Nutrizione: calorie 200, grassi 8,7, fibre 2,5, carboidrati 7,9, proteine 4

Funghi all'aglio e mais

Tempo di preparazione: 10 minuti
Tempo di cottura: 20 minuti
Porzioni: 4

Ingredienti:
- 1 libbra di funghi bianchi, tagliati a metà
- 2 tazze di mais
- 2 cucchiai di olio d'oliva
- 4 spicchi d'aglio, tritati
- 1 tazza di pomodori in scatola, senza sale aggiunto, tritati
- Un pizzico di pepe nero
- ½ cucchiaino di peperoncino in polvere

Indicazioni:
1. Scaldare una padella con l'olio a fuoco medio, aggiungere i funghi, l'aglio e il mais, mescolare e far rosolare per 10 minuti.
2. Aggiungere il resto degli ingredienti, mescolare, cuocere a fuoco medio per altri 10 minuti, dividere tra i piatti e servire.

Nutrizione: calorie 285, grassi 13, fibre 2.2, carboidrati 14.6, proteine 6.7.

Fagiolini Al Pesto

Tempo di preparazione: 10 minuti
Tempo di cottura: 15 minuti
Porzioni: 4

Ingredienti:

- 2 cucchiai di pesto di basilico
- 2 cucchiaini di paprika dolce
- 1 libbra di fagiolini, tagliati e tagliati a metà
- Succo di 1 limone
- 2 cucchiai di olio d'oliva
- 1 cipolla rossa, affettata
- Un pizzico di pepe nero

Indicazioni:

1. Scaldare una padella con l'olio a fuoco medio-alto, aggiungere la cipolla, mescolare e far rosolare per 5 minuti.
2. Aggiungere i fagioli e il resto degli ingredienti, mescolare, cuocere a fuoco medio per 10 minuti, dividere tra i piatti e servire.

Nutrizione: calorie 280, grassi 10, fibre 7,6, carboidrati 13,9, proteine 4,7

Pomodori Dragoncello

Tempo di preparazione: 5 minuti
Tempo di cottura: 0 minuti
Porzioni: 4

Ingredienti:
- 1 cucchiaio e ½ di olio d'oliva
- 1 libbra di pomodori, tagliati a spicchi
- 1 cucchiaio di succo di lime
- 1 cucchiaio di scorza di lime, grattugiata
- 2 cucchiai di dragoncello tritato
- Un pizzico di pepe nero

Indicazioni:
1. In una ciotola unire i pomodori agli altri ingredienti, mescolare e servire come contorno di insalata.

Nutrizione: calorie 170, grassi 4, fibre 2.1, carboidrati 11,8, proteine 6

Barbabietole alle mandorle

Tempo di preparazione: 10 minuti
Tempo di cottura: 30 minuti
Porzioni: 4

Ingredienti:

- 4 barbabietole, sbucciate e tagliate a spicchi
- 3 cucchiai di olio d'oliva
- 2 cucchiai di mandorle tritate
- 2 cucchiai di aceto balsamico
- Un pizzico di pepe nero
- 2 cucchiai di prezzemolo tritato

Indicazioni:

1. In una teglia unire le barbabietole con l'olio e gli altri ingredienti, mescolare, introdurre in forno e infornare a 400 gradi per 30 minuti.
2. Dividete il composto tra i piatti e servite.

Nutrizione: calorie 230, grassi 11, fibre 4.2, carboidrati 7.3, proteine 3.6

Pomodori alla menta e mais

Tempo di preparazione: 5 minuti
Tempo di cottura: 0 minuti
Porzioni: 4

Ingredienti:
- 2 cucchiai di menta, tritata
- 1 libbra di pomodori, tagliati a spicchi
- 2 tazze di mais
- 2 cucchiai di olio d'oliva
- 1 cucchiaio di aceto di rosmarino
- Un pizzico di pepe nero

Indicazioni:
1. In un'insalatiera unire i pomodori con il mais e gli altri ingredienti, mescolare e servire.

Godere!

Nutrizione: calorie 230, grassi 7,2, fibre 2, carboidrati 11,6, proteine 4

Zucchine e salsa di avocado

Tempo di preparazione: 5 minuti
Tempo di cottura: 10 minuti
Porzioni: 4

Ingredienti:
- 2 cucchiai di olio d'oliva
- 2 zucchine, tagliate a cubetti
- 1 avocado, sbucciato, snocciolato e tagliato a cubetti
- 2 pomodori a cubetti
- 1 cetriolo, a cubetti
- 1 cipolla gialla, tritata
- 2 cucchiai di succo di lime fresco
- 2 cucchiai di coriandolo tritato

Indicazioni:
1. Scaldare una padella con l'olio a fuoco medio, aggiungere la cipolla e le zucchine, mescolare e cuocere per 5 minuti.
2. Aggiungere il resto degli ingredienti, mescolare, cuocere ancora per 5 minuti, dividere tra i piatti e servire.

Nutrizione: calorie 290, grassi 11,2, fibre 6,1, carboidrati 14,7, proteine 5,6

Mix di mele e cavolo

Tempo di preparazione: 5 minuti
Tempo di cottura: 0 minuti
Porzioni: 4

Ingredienti:
- 2 mele verdi, private del torsolo e tagliate a cubetti
- 1 testa di cavolo rosso, sminuzzata
- 2 cucchiai di aceto balsamico
- ½ cucchiaino di semi di cumino
- 2 cucchiai di olio d'oliva
- Pepe nero al gusto

Indicazioni:
1. In una ciotola unire la verza con le mele e gli altri ingredienti, mescolare e servire come contorno di insalata.

Nutrizione: calorie 165, grassi 7,4, fibre 7,3, carboidrati 26, proteine 2,6

Barbabietole Arrostite

Tempo di preparazione: 10 minuti
Tempo di cottura: 30 minuti
Porzioni: 4

Ingredienti:
- 4 barbabietole, sbucciate e tagliate a spicchi
- 2 cucchiai di olio d'oliva
- 2 spicchi d'aglio, tritati
- Un pizzico di pepe nero
- ¼ di tazza di prezzemolo tritato
- ¼ di tazza di noci tritate

Indicazioni:
1. In una pirofila, unire le barbabietole con l'olio e gli altri ingredienti, mescolare per ricoprire, introdurre in forno a 420 ° C, infornare per 30 minuti, dividere tra i piatti e servire come contorno.

Nutrizione: calorie 156, grassi 11,8, fibre 2,7, carboidrati 11,5, proteine 3,8

Cavolo cappuccio

Tempo di preparazione: 10 minuti
Tempo di cottura: 15 minuti
Porzioni: 4

Ingredienti:
- 1 libbra di cavolo verde, sminuzzato
- 1 cipolla gialla, tritata
- 1 pomodoro a cubetti
- 1 cucchiaio di aneto, tritato
- Un pizzico di pepe nero
- 1 cucchiaio di olio d'oliva

Indicazioni:
1. Scaldare una padella con l'olio a fuoco medio, aggiungere la cipolla e far rosolare per 5 minuti.
2. Aggiungere la verza e il resto degli ingredienti, mescolare, cuocere a fuoco medio per 10 minuti, dividere tra i piatti e servire.

Nutrizione: calorie 74, grassi 3.7, fibre 3.7, carboidrati 10.2, proteine 2.1

Insalata di cavolo e carote

Tempo di preparazione: 5 minuti
Tempo di cottura: 0 minuti
Porzioni: 4

Ingredienti:
- 2 scalogni, tritati
- 2 carote, grattugiate
- 1 testa di cavolo rosso grande, sminuzzata
- 1 cucchiaio di olio d'oliva
- 1 cucchiaio di aceto rosso
- Un pizzico di pepe nero
- 1 cucchiaio di succo di lime

Indicazioni:
1. In una terrina mescolate la verza con lo scalogno e gli altri ingredienti, saltate e servite come contorno di insalata.

Nutrizione: calorie 106, grassi 3,8, fibre 6,5, carboidrati 18, proteine 3,3

Salsa di pomodoro e olive

Tempo di preparazione: 10 minuti
Tempo di cottura: 0 minuti
Porzioni: 6

Ingredienti:
- 1 libbra di pomodorini, tagliati a metà
- 2 cucchiai di olio d'oliva
- 1 tazza di olive kalamata, snocciolate e tagliate a metà
- Un pizzico di pepe nero
- 1 cipolla rossa, tritata
- 1 cucchiaio di aceto balsamico
- ¼ di tazza di coriandolo, tritato

Indicazioni:
1. In una ciotola mescolate i pomodori con le olive e gli altri ingredienti, saltate e servite come contorno di insalata.

Nutrizione: calorie 131, grassi 10.9, fibre 3.1, carboidrati 9.2, proteine 1.6

Insalata Di Zucchine

Tempo di preparazione: 4 minuti
Tempo di cottura: 0 minuti
Porzioni: 4

Ingredienti:

- 2 zucchine, tagliate con uno spiralizer
- 1 cipolla rossa, affettata
- 1 cucchiaio di pesto di basilico
- 1 cucchiaio di succo di limone
- 1 cucchiaio di olio d'oliva
- ½ tazza di coriandolo tritato
- Pepe nero al gusto

Indicazioni:

1. In un'insalatiera mescolare le zucchine con la cipolla e gli altri ingredienti, mescolare e servire.

Nutrizione: calorie 58, grassi 3,8, fibre 1,8, carboidrati 6, proteine 1,6

Curry Carote Slaw

Tempo di preparazione: 4 minuti
Tempo di cottura: 0 minuti
Porzioni: 4

Ingredienti:
- 1 libbra di carote, sbucciate e grattugiate grossolanamente
- 2 cucchiai di olio di avocado
- 2 cucchiai di succo di limone
- 3 cucchiai di semi di sesamo
- ½ cucchiaino di curry in polvere
- 1 cucchiaino di rosmarino essiccato
- ½ cucchiaino di cumino, macinato

Indicazioni:
1. In una ciotola mescolate le carote con l'olio, il succo di limone e gli altri ingredienti, saltate e servite fredde come contorno di insalata.

Nutrizione: calorie 99, grassi 4.4, fibre 4.2, carboidrati 13,7, proteine 2.4

Insalata Di Lattuga E Barbabietola

Tempo di preparazione: 5 minuti
Tempo di cottura: 0 minuti
Porzioni: 4

Ingredienti:
- 1 cucchiaio di zenzero, grattugiato
- 2 spicchi d'aglio, tritati
- 4 tazze di lattuga romana, spezzettata
- 1 barbabietola, sbucciata e grattugiata
- 2 cipolle verdi, tritate
- 1 cucchiaio di aceto balsamico
- 1 cucchiaio di semi di sesamo

Indicazioni:
1. In una ciotola unire la lattuga con lo zenzero, l'aglio e gli altri ingredienti, mescolare e servire come contorno.

Nutrizione: calorie 42, grassi 1.4, fibre 1.5, carboidrati 6.7, proteine 1.4

Ravanelli alle erbe

Tempo di preparazione: 5 minuti
Tempo di cottura: 0 minuti
Porzioni: 4

Ingredienti:
- 1 libbra di ravanelli rossi, tagliati a cubetti
- 1 cucchiaio di erba cipollina tritata
- 1 cucchiaio di prezzemolo tritato
- 1 cucchiaio di origano, tritato
- 2 cucchiai di olio d'oliva
- 1 cucchiaio di succo di lime
- Pepe nero al gusto

Indicazioni:
1. In un'insalatiera mescolare i ravanelli con l'erba cipollina e gli altri ingredienti, mescolare e servire.

Nutrizione: calorie 85, grassi 7,3, fibre 2,4, carboidrati 5,6, proteine 1

Finocchi al Forno

Tempo di preparazione: 5 minuti
Tempo di cottura: 20 minuti
Porzioni: 4

Ingredienti:
- 2 finocchietti, affettati
- 1 cucchiaino di paprika dolce
- 1 cipolla rossa piccola, affettata
- 2 cucchiai di olio d'oliva
- 2 cucchiai di succo di lime
- 2 cucchiai di aneto, tritato
- Pepe nero al gusto

Indicazioni:
1. In una teglia, unire il finocchio con la paprika e gli altri ingredienti, mescolare e infornare a 380 gradi per 20 minuti.
2. Dividete il composto tra i piatti e servite.

Nutrizione: calorie 114, grassi 7.4, fibre 4.5, carboidrati 13.2, proteine 2.1

Peperoni Arrostiti

Tempo di preparazione: 10 minuti
Tempo di cottura: 30 minuti
Porzioni: 4

Ingredienti:
- 1 libbra di peperoni misti, tagliati a spicchi
- 1 cipolla rossa, affettata sottilmente
- 2 cucchiai di olio d'oliva
- Pepe nero al gusto
- 1 cucchiaio di origano, tritato
- 2 cucchiai di foglie di menta tritate

Indicazioni:
1. In una teglia, unire i peperoni con la cipolla e gli altri ingredienti, mescolare e infornare a 380 gradi per 30 minuti.
2. Dividete il composto tra i piatti e servite.

Nutrizione: calorie 240, grassi 8.2, fibre 4.2, carboidrati 11.3, proteine 5.6

Datteri e Cavolo Sauté

Tempo di preparazione: 5 minuti
Tempo di cottura: 15 minuti
Porzioni: 4

Ingredienti:
- 1 libbra di cavolo rosso, sminuzzato
- 8 datteri, snocciolati e affettati
- 2 cucchiai di olio d'oliva
- ¼ di tazza di brodo vegetale a basso contenuto di sodio
- 2 cucchiai di erba cipollina tritata
- 2 cucchiai di succo di limone
- Pepe nero al gusto

Indicazioni:
1. Scaldare una padella con l'olio a fuoco medio, aggiungere il cavolo cappuccio e i datteri, mescolare e cuocere per 4 minuti.
2. Aggiungere il brodo e gli altri ingredienti, mescolare, cuocere a fuoco medio ancora per 11 minuti, dividere tra i piatti e servire.

Nutrizione: calorie 280, grassi 8.1, fibre 4.1, carboidrati 8.7, proteine 6.3

Mix di fagioli neri

Tempo di preparazione: 4 minuti
Tempo di cottura: 0 minuti
Porzioni: 4

Ingredienti:

- 3 tazze di fagioli neri in scatola, senza sale aggiunto, scolati e sciacquati
- 1 tazza di pomodorini, tagliati a metà
- 2 scalogni, tritati
- 3 cucchiai di olio d'oliva
- 1 cucchiaio di aceto balsamico
- Pepe nero al gusto
- 1 cucchiaio di erba cipollina tritata

Indicazioni:

1. In una ciotola unire i fagioli con i pomodori e gli altri ingredienti, mescolare e servire freddi come contorno.

Nutrizione: calorie 310, grassi 11,0, fibre 5,3, carboidrati 19,6, proteine 6,8

Mix di olive e indivia

Tempo di preparazione: 4 minuti
Tempo di cottura: 0 minuti
Porzioni: 4

Ingredienti:
- 2 cipollotti, tritati
- 2 indivia, sminuzzate
- 1 tazza di olive nere, snocciolate e affettate
- ½ tazza di olive kalamata, snocciolate e affettate
- ¼ di tazza di aceto di mele
- 2 cucchiai di olio d'oliva
- 1 cucchiaio di coriandolo tritato

Indicazioni:
1. In una ciotola mescolate l'indivia con le olive e gli altri ingredienti, saltate e servite.

Nutrizione: calorie 230, grassi 9.1, fibre 6.3, carboidrati 14.6, proteine 7.2

Pomodori e insalata di cetrioli

Tempo di preparazione: 5 minuti
Tempo di cottura: 0 minuti
Porzioni: 4

Ingredienti:

- Pomodori da ½ libbra, a cubetti
- 2 cetrioli, affettati
- 1 cucchiaio di olio d'oliva
- 2 cipollotti, tritati
- Pepe nero al gusto
- Succo di 1 lime
- ½ tazza di basilico tritato

Indicazioni:

1. In un'insalatiera unire i pomodori al cetriolo e agli altri ingredienti, mescolare e servire freddo.

Nutrizione: calorie 224, grassi 11.2, fibre 5.1, carboidrati 8.9, proteine 6.2

Insalata di peperoni e carote

Tempo di preparazione: 5 minuti
Tempo di cottura: 0 minuti
Porzioni: 4

Ingredienti:
- 1 tazza di pomodorini, tagliati a metà
- 1 peperone giallo, tritato
- 1 peperone rosso, tritato
- 1 peperone verde, tritato
- ½ libbra di carote, sminuzzate
- 3 cucchiai di aceto di vino rosso
- 2 cucchiai di olio d'oliva
- 1 cucchiaio di coriandolo tritato
- Pepe nero al gusto

Indicazioni:
1. In un'insalatiera, mescolare i pomodori con i peperoni, le carote e gli altri ingredienti, mescolare e servire come contorno di insalata.

Nutrizione: calorie 123, grassi 4, fibre 8,4, carboidrati 14,4, proteine 1.1

Fagioli neri e mix di riso

Tempo di preparazione: 10 minuti
Tempo di cottura: 30 minuti
Porzioni: 4

Ingredienti:
- 2 cucchiai di olio d'oliva
- 1 cipolla gialla, tritata
- 1 tazza di fagioli neri in scatola, senza sale aggiunto, scolati e sciacquati
- 2 tazze di riso nero
- 4 tazze di brodo di pollo a basso contenuto di sodio
- 2 cucchiai di timo, tritato
- La scorza di ½ limone grattugiata
- Un pizzico di pepe nero

Indicazioni:
1. Scaldare una padella con l'olio a fuoco medio-alto, aggiungere la cipolla, mescolare e far rosolare per 4 minuti.
2. Aggiungere i fagioli, il riso e gli altri ingredienti, mescolare, portare a ebollizione e cuocere a fuoco medio per 25 minuti.
3. Mescolate il composto, dividetelo tra i piatti e servite.

Nutrizione: calorie 290, grassi 15,3, fibre 6,2, carboidrati 14,6, proteine 8

Mix di riso e cavolfiore

Tempo di preparazione: 10 minuti
Tempo di cottura: 25 minuti
Porzioni: 4

Ingredienti:
- 1 tazza di cimette di cavolfiore
- 1 tazza di riso bianco
- 2 tazze di brodo di pollo a basso contenuto di sodio
- 1 cucchiaio di olio di avocado
- 2 scalogni, tritati
- ¼ di tazza di mirtilli rossi
- ½ tazza di mandorle, affettate

Indicazioni:
1. Scaldare una padella con l'olio a fuoco medio, aggiungere gli scalogni, mescolare e far rosolare per 5 minuti.
2. Aggiungere il cavolfiore, il riso e gli altri ingredienti, mescolare, portare a ebollizione e cuocere a fuoco medio per 20 minuti.
3. Dividete il composto tra i piatti e servite.

Nutrizione: calorie 290, grassi 15,1, fibre 5,6, carboidrati 7, proteine 4,5

Fagioli Balsamici Mix

Tempo di preparazione: 10 minuti
Tempo di cottura: 0 minuti
Porzioni: 4

Ingredienti:

- 2 tazze di fagioli neri in scatola, senza sale aggiunto, scolati e sciacquati
- 2 tazze di fagioli bianchi in scatola, senza sale aggiunto, scolati e sciacquati
- 2 cucchiai di aceto balsamico
- 2 cucchiai di olio d'oliva
- 1 cucchiaino di origano essiccato
- 1 cucchiaino di basilico, essiccato
- 1 cucchiaio di erba cipollina tritata

Indicazioni:

1. In un'insalatiera unire i fagioli con l'aceto e gli altri ingredienti, mescolare e servire come contorno di insalata.

Nutrizione: calorie 322, grassi 15,1, fibre 10, carboidrati 22,0, proteine 7

Barbabietole Cremose

Tempo di preparazione: 5 minuti
Tempo di cottura: 20 minuti
Porzioni: 4

Ingredienti:
- 1 libbra di barbabietole, sbucciate e tagliate a cubetti
- 1 cipolla rossa, tritata
- 1 cucchiaio di olio d'oliva
- ½ tazza di crema al cocco
- 4 cucchiai di yogurt magro
- 1 cucchiaio di erba cipollina tritata

Indicazioni:
1. Scaldare una padella con l'olio a fuoco medio, aggiungere la cipolla, mescolare e far rosolare per 4 minuti.
2. Aggiungere le barbabietole, la panna e gli altri ingredienti, mescolare, cuocere a fuoco medio per altri 15 minuti, dividere tra i piatti e servire.

Nutrizione: calorie 250, grassi 13,4, fibre 3, carboidrati 13,3, proteine 6,4

Mix di avocado e peperoni

Tempo di preparazione: 10 minuti
Tempo di cottura: 14 minuti
Porzioni: 4

Ingredienti:
- 1 cucchiaio di olio di avocado
- 1 cucchiaino di paprika dolce
- 1 libbra di peperoni misti, tagliati a strisce
- 1 avocado, sbucciato, snocciolato e tagliato a metà
- 1 cucchiaino di aglio in polvere
- 1 cucchiaino di rosmarino essiccato
- ½ tazza di brodo vegetale a basso contenuto di sodio
- Pepe nero al gusto

Indicazioni:
1. Scaldare una padella con l'olio a fuoco medio-alto, aggiungere tutti i peperoni, mescolare e far rosolare per 5 minuti.
2. Aggiungere il resto degli ingredienti, mescolare, cuocere per altri 9 minuti a fuoco medio, dividere tra i piatti e servire.

Nutrizione: calorie 245, grassi 13,8, fibre 5, carboidrati 22,5, proteine 5,4

Patate dolci e barbabietole arrostite

Tempo di preparazione: 10 minuti
Tempo di cottura: 1 ora
Porzioni: 4

Ingredienti:
- 3 cucchiai di olio d'oliva
- 2 patate dolci, sbucciate e tagliate a spicchi
- 2 barbabietole, sbucciate e tagliate a spicchi
- 1 cucchiaio di origano, tritato
- 1 cucchiaio di succo di lime
- Pepe nero al gusto

Indicazioni:
1. Disporre le patate dolci e le barbabietole su una teglia foderata, aggiungere il resto degli ingredienti, mescolare, introdurre in forno e infornare a 375 gradi per 1 ora /
2. Dividete tra i piatti e servite come contorno.

Nutrizione: calorie 240, grassi 11,2, fibre 4, carboidrati 8,6, proteine 12,1

Kale Sauté

Tempo di preparazione: 10 minuti
Tempo di cottura: 15 minuti
Porzioni: 4

Ingredienti:

- 2 cucchiai di olio d'oliva
- 3 cucchiai di cocco aminos
- 1 libbra di cavolo, strappato
- 1 cipolla rossa, tritata
- 2 spicchi d'aglio, tritati
- 1 cucchiaio di succo di lime
- 1 cucchiaio di coriandolo tritato

Indicazioni:

1. Scaldare una padella con l'olio d'oliva a fuoco medio, aggiungere la cipolla e l'aglio e far rosolare per 5 minuti.
2. Aggiungere il cavolo nero e gli altri ingredienti, mescolare, cuocere a fuoco medio per 10 minuti, dividere tra i piatti e servire.

Nutrizione: calorie 200, grassi 7.1, fibra 2, carboidrati 6.4, proteine 6

Carote Speziate

Tempo di preparazione: 10 minuti
Tempo di cottura: 20 minuti
Porzioni: 4

Ingredienti:
- 1 cucchiaio di succo di limone
- 1 cucchiaio di olio d'oliva
- ½ cucchiaino di pimento, macinato
- ½ cucchiaino di cumino, macinato
- ½ cucchiaino di noce moscata, macinata
- 1 libbra di carote baby, tagliate
- 1 cucchiaio di rosmarino tritato
- Pepe nero al gusto

Indicazioni:
1. In una teglia unire le carote con il succo di limone, l'olio e gli altri ingredienti, mescolare, introdurre in forno e infornare a 400 gradi per 20 minuti.
2. Dividete tra i piatti e servite.

Nutrizione: calorie 260, grassi 11,2, fibre 4,5, carboidrati 8,3, proteine 4,3

Carciofi Limoni

Tempo di preparazione: 10 minuti
Tempo di cottura: 20 minuti
Porzioni: 4

Ingredienti:
- 2 cucchiai di succo di limone
- 4 carciofi, mondati e tagliati a metà
- 1 cucchiaio di aneto, tritato
- 2 cucchiai di olio d'oliva
- Un pizzico di pepe nero

Indicazioni:
1. In una teglia unire i carciofi con il succo di limone e gli altri ingredienti, mescolare delicatamente e infornare a 400 gradi per 20 minuti. Dividere tra i piatti e servire.

Nutrizione: calorie 140, grassi 7,3, fibre 8,9, carboidrati 17,7, proteine 5,5

Broccoli, fagioli e riso

Tempo di preparazione: 10 minuti
Tempo di cottura: 30 minuti
Porzioni: 4

Ingredienti:
- 1 tazza di cimette di broccoli, tritate
- 1 tazza di fagioli neri in scatola, senza sale aggiunto, scolati
- 1 tazza di riso bianco
- 2 tazze di brodo di pollo a basso contenuto di sodio
- 2 cucchiaini di paprika dolce
- Pepe nero al gusto

Indicazioni:
1. Mettere il brodo in una pentola, scaldare a fuoco medio, unire il riso e gli altri ingredienti, mescolare, portare a ebollizione e cuocere per 30 minuti mescolando di tanto in tanto.
2. Dividete il composto tra i piatti e servite come contorno.

Nutrizione: calorie 347, grassi 1.2, fibre 9, carboidrati 69,3, proteine 15.1

Mix di zucca al forno

Tempo di preparazione: 10 minuti
Tempo di cottura: 45 minuti
Porzioni: 4

Ingredienti:
- 2 cucchiai di olio d'oliva
- 2 libbre di zucca butternut, sbucciata e tagliata a spicchi
- 1 cucchiaio di succo di limone
- 1 cucchiaino di peperoncino in polvere
- 1 cucchiaino di aglio in polvere
- 2 cucchiaini di coriandolo tritato
- Un pizzico di pepe nero

Indicazioni
1. In una teglia unire la zucca con l'olio e gli altri ingredienti, mescolare delicatamente, infornare a 400 gradi per 45 minuti, dividere tra i piatti e servire come contorno.

Nutrizione: calorie 167, grassi 7,4, fibre 4,9, carboidrati 27,5, proteine 2,5

Asparagi cremosi

Tempo di preparazione: 5 minuti
Tempo di cottura: 20 minuti
Porzioni: 4

Ingredienti:
- ½ cucchiaino di noce moscata, macinata
- 1 libbra di asparagi, tagliati e tagliati a metà
- 1 tazza di crema al cocco
- 1 cipolla gialla, tritata
- 2 cucchiai di olio d'oliva
- 1 cucchiaio di succo di lime
- 1 cucchiaio di coriandolo tritato

Indicazioni:
1. Scaldare una padella con l'olio a fuoco medio, aggiungere la cipolla e la noce moscata, mescolare e far rosolare per 5 minuti.
2. Aggiungere gli asparagi e gli altri ingredienti, mescolare, portare a ebollizione e cuocere a fuoco medio per 15 minuti.
3. Dividete tra i piatti e servite.

Nutrizione: calorie 236, grassi 21,6, fibre 4.4, carboidrati 11,4, proteine 4.2

Basilico Rape Mix

Tempo di preparazione: 10 minuti
Tempo di cottura: 15 minuti
Porzioni: 4

Ingredienti:
- 1 cucchiaio di olio di avocado
- 4 rape, affettate
- ¼ di tazza di basilico tritato
- Pepe nero al gusto
- ¼ di tazza di brodo vegetale a basso contenuto di sodio
- ½ tazza di noci tritate
- 2 spicchi d'aglio, tritati

Indicazioni:
1. Scaldare una padella con l'olio a fuoco medio-alto, aggiungere l'aglio e le rape e far rosolare per 5 minuti.
2. Aggiungere il resto degli ingredienti, mescolare, cuocere per altri 10 minuti, dividere tra i piatti e servire.

Nutrizione: calorie 140, grassi 9,7, fibre 3,3, carboidrati 10,5, proteine 5

Mix Riso e Capperi

Tempo di preparazione: 10 minuti
Tempo di cottura: 20 minuti
Porzioni: 4

Ingredienti:
- 1 tazza di riso bianco
- 1 cucchiaio di capperi, tritati
- 2 tazze di brodo di pollo a basso contenuto di sodio
- 1 cipolla rossa, tritata
- 1 cucchiaio di olio di avocado
- 1 cucchiaio di coriandolo tritato
- 1 cucchiaino di paprika dolce

Indicazioni:
1. Scaldare una padella con l'olio a fuoco medio-alto, aggiungere la cipolla, mescolare e far rosolare per 5 minuti.
2. Aggiungere il riso, i capperi e gli altri ingredienti, mescolare, portare a ebollizione e cuocere per 15 minuti.
3. Dividete il composto tra i piatti e servite come contorno.

Nutrizione: calorie 189, grassi 0,9, fibre 1,6, carboidrati 40,2, proteine 4,3

Spinaci e Kale Mix

Tempo di preparazione: 5 minuti
Tempo di cottura: 15 minuti
Porzioni: 4

Ingredienti:
- 2 tazze di spinaci baby
- 5 tazze di cavolo riccio, spezzettato
- 2 scalogni, tritati
- 2 spicchi d'aglio, tritati
- 1 tazza di pomodori in scatola, senza sale aggiunto, tritati
- 1 cucchiaio di olio d'oliva

Indicazioni:
1. Riscaldare una padella con l'olio a fuoco medio-alto, aggiungere gli scalogni, mescolare e far rosolare per 5 minuti.
2. Aggiungere gli spinaci, il cavolo nero e gli altri ingredienti, mescolare, cuocere per altri 10 minuti, dividere tra i piatti e servire come contorno.

Nutrizione: calorie 89, grassi 3,7, fibre 2,2, carboidrati 12,4, proteine 3,6

Lightning Source UK Ltd.
Milton Keynes UK
UKHW051043260521
384163UK00020B/325